haponnier

NOTICE

Sur l'Emploi du Carbonate de Baryte;

POUR LA

GUÉRISON

DES

MALADIES DES OS,

TELLES QUE

TUMEURS BLANCHES ET CARIE,

QUELLE QU'EN SOIT LA CAUSE ET LA GRAVITÉ,

Par le Dr CHAPONNIER.

Paris.

CHEZ L'AUTEUR, RUE HAUTEVILLE, 57;

ET CHEZ LES PRINCIPAUX LIBRAIRES.

—

1844.

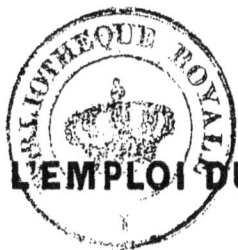

NOTICE [1]

SUR

L'EMPLOI DU CARBONATE DE BARYTE,

Pour la Guérison

DES MALADIES DES OS.

Les tumeurs blanches des articulations, dont la carie des os est la suite, sont, depuis longtemps, réputées *incurables* par tous les médecins qui, après avoir employé les moxas, la compression, les douches, l'iode, l'huile de foie de morue, le muriate d'or et beaucoup d'autres remèdes encore, finissent par proposer l'*amputation*, comme étant la seule et dernière ressource offerte aux malades. Malheureusement ce moyen n'est pas même une chance de salut, car rarement le sujet survit à l'opération, et, quand elle réussit, on voit souvent la maladie se reproduire sur une autre articulation ; des cas semblables sont arrivés à l'hôpital Saint-Louis.

La cause déterminante des tumeurs blanches est, presque toujours, une entorse, une chute, ou un coup qui a porté sur une articulation : la partie enfle et devient douloureuse ; si on y applique des sangsues ou des cataplasmes de farine de lin, comme on est dans l'usage de le pratiquer, alors, le tissu osseux se ramollit davantage, se gonfle, et la

---

[1] Cette Notice est extraite de mon Mémoire, sur un *Nouveau Traitement des Scrofules et des Dartres lymphatiques*, qui a été présenté et reçu à l'Académie royale de Médecine.

1844

tumeur blanche se forme ; bientôt un ou plusieurs abcès
s'ouvrent, et la carie existe. Dans cet état, les trajets fistuleux restent ouverts, jusqu'à ce que le malade, épuisé par
la suppuration et dévoré par la fièvre, succombe à la maladie, ou se fasse amputer, pour mourir un peu plus vite.

Ayant fait pendant trois ans le service de chirurgien externe à l'hôpital de la Charité, sous MM. Boyer et Roux, j'ai
été à portée d'observer les tumeurs blanches dans leur marche et leur terminaison, et j'ai acquis la preuve que le ramollissement des os était seul la cause de la maladie. En effet :
les sujets, affectés de tumeurs blanches, sont, en majeure
partie, lymphatiques et souvent scrofuleux. Or, la prédo-
minance de la lymphe, qui est la cause des scrofules (ainsi
que je l'ai démontré dans mon mémoire sur cette maladie)
en distendant les vaisseaux lymphatiques du système osseux, produit l'écartement des molécules du tissu compacte,
d'où résulte le ramollissement des os.

Il est facile de comprendre que dans cet état, un tiraille-
ment produit par une entorse, ou la pression d'une chûte
ou d'un coup, peuvent facilement désorganiser la texture
des os, et y déterminer une tumeur blanche, surtout si,
comme je l'ai dit, on favorise le ramollissement par l'appli-
cation prolongée des cataplasmes de farine de lin.

Depuis que je me suis livré à l'étude de la médecine,
m'étant toujours occupé des maladies scrofuleuses, j'ai dû
nécessairement penser au traitement des affections osseuses,
que j'ai nommées *scrofules des os*, et aviser au moyen de
les guérir ; pour y parvenir, j'ai examiné avec soin tous les
traitements que depuis plusieurs siècles on administre
contre les maladies lymphatiques, et j'ai vu que ceux dont
on avait obtenu quelques résultats avantageux n'avaient dû

agir qu'en redonnant au sang assez d'énergie pour contre-
balancer la lymphe; d'où j'ai conclu qu'on ne guérirait sans
retour les tumeurs blanches que lorsqu'on aurait découvert
un médicament qui pût en même temps augmenter l'acti-
vité du sang et diminuer la lymphe en empêchant la forma-
tion. J'ai fait pendant huit ans des recherches pour obtenir
ce résultat, et j'y suis parvenu en me servant du *carbonate
de baryte ;* avant moi aucun médecin n'avait employé ce sel
comme médicament; je suis donc le premier qui en ait
reconnu et signalé les propriétés pour la guérison des maladies lymphatiques, surtout des tumeurs blanches et de la
carie des os, quelle qu'en paraisse être la cause, et quelle
qu'en soit la gravité. Malgré le grand nombre de malades
que j'ai déjà traités et celui que je traite journellement, je
n'ai pas encore échoué contre une seule de ces affections.

Comme en médecine les faits sont de meilleures preuves
que les raisonnements, je vais donner à la suite, les observations de plusieurs guérisons obtenues par mon traitement
et dans des cas jugés, presque tous, *incurables.*

Les personnes que je cite (1) ayant consenti à être
nommées, on peut s'adresser à elles pour s'assurer de la
véracité de mes observations.

1ʳᵉ Observation. — M. Richer, né d'une mère lymphatique et d'un père bilioso-nerveux, mais sains tous deux, fut ra-
mené de nourrice à l'âge de deux ans, très maigre, et le ventre
gros et dur. Les médecins consultés déclarèrent que c'était le *car-
reau.* Pour combattre cette affection, divers traitements furent
employés sans beaucoup de succès, jusqu'à l'âge de quatre ans; à
cette époque le ventre diminua, mais les doigts médius et annulaire de la main gauche se gonflèrent, et au bout de quelques

---

(1) Je ne publie jamais le nom d'une personne guérie, sans son consentement

mois, il s'y forma un *spina ventosa*, ulcéré par plusieurs trajets fistuleux.

Bientôt plusieurs abcès se développèrent sur le pied et la jambe gauches, ainsi qu'au bras du même côté, ces abcès s'ouvrirent et devinrent des ulcères ; les os du pied gauche se carièrent, et sous le jarret de la même jambe il se forma un abcès considérable, qui, en s'ouvrant, laissa un ulcère profond. Dans cet état, le malade fut confié aux soins des dames religieuses de Saint-Méry. Pendant que le jeune Richer suivait leur traitement, il eut le scorbut ; le malade fut alors conduit à l'hôpital de l'Enfant-Jésus, où on le guérit du scorbut, et où il resta dix-huit mois sans que l'affection lymphatique ait éprouvé la moindre amélioration. Le petit malade fut alors retiré de l'Enfant-Jésus, et soumis à plusieurs traitements empiriques qui n'amenèrent aucun soulagement.

Ce fut à cette époque que les parents du jeune Richer, informés que je m'occupais spécialement des maladies lymphatiques, m'amenèrent leur enfant, qui présentait l'état suivant :

Maigreur excessive ; écoulement muqueux par l'urètre ; ulcère au bras gauche, et carie ulcérée des seconde et troisième phalanges des doigts médius et annulaire de la main gauche ; ulcère profond situé au jarret de la jambe gauche, que le malade ne peut étendre, et dix autres ulcères répandus sur cette même jambe, dont le pied est contourné et raccourci par la carie qui a détruit plusieurs os.

L'enfant avait dix ans alors, et la maladie durait au moins depuis huit ans ; malgré l'état désespéré dans lequel il était, j'entrepris de le traiter, sans toutefois promettre à ses parents de le guérir.

Je commençai par faire ôter les emplâtres et les onguents dont on recouvrait les plaies, et je les fis remplacer par de la charpie sèche, changée deux fois par jour.

Mon traitement interne fut administré et suivi avec beaucoup d'exactitude. Au bout de huit jours de son emploi, l'écoulement muqueux, qui avait lieu par l'urètre, cessa, puis petit à petit l'ulcère du bras, ceux de la jambe et du pied, se cicatrisèrent. Le malade reprit de l'énergie, ses forces revinrent. L'ulcère, situé au jarret se guérit, ainsi que les deux doigts cariés, dont un fut enkilosé, et l'autre resta mou. A partir de ce moment, le jeune Richer grandit beaucoup. Une affection cutanée qui était restée au poignet gauche, m'engagea à faire continuer le traitement, qui dura en tout à peu près deux ans.

M. Richer se trouvant fort gêné de son doigt annulaire qui était resté mou, j'en ai fait l'amputation et la cicatrisation a eu lieu en dix-sept jours.

M. Richer, ainsi que son père, est employé au ministère des finances.

2ᵉ Obs. M. Chambault (rue Saint-Méry, 20,) âgé de 19 ans, apprenait l'état de teinturier, et ayant couché pendant six mois dans un séchoir très humide, fut pris d'un engorgement des glandes sous-maxillaires, dont plusieurs s'ouvrirent. Entré à l'hôpital Saint-Louis, M. Chambault y resta quatre mois, pendant lesquels les glandes se cicatrisèrent un peu.

Mais, à mesure que les glandes se cicatrisaient, M. Chambault éprouvait, dans l'articulation du coude gauche, de la gêne, quelques douleurs et un peu de gonflement. Ayant consulté à ce sujet, les médecins de la salle où il était, on lui dit que cela se dissiperait en travaillant. M. Chambault sortit donc de l'hôpital et reprit ses occupations. Le gonflement du coude augmenta, et une chute qu'il fit, et dans laquelle ce même coude porta, détermina la carie de l'articulation.

Après avoir suivi le traitement des médecins de l'Hôtel-Dieu, sans éprouver de soulagement, M. Chambault entra à Saint-Louis, dans la salle du docteur Lugol, où il resta dix-huit mois, pendant lesquels le mal empira tellement, qu'il fut déclaré au malade qu'il n'y avait d'autre moyen de le sauver qu'en lui coupant le bras.

M. Chambault, ne voulant pas se soumettre à cette opération, sortit de l'hôpital, alla consulter tous les médecins des hospices de Paris, et n'en reçut d'autre conseil que celui de se faire amputer.

A cette époque, M. Guénau, contrôleur aux halles, sachant que je traitais avec succès les maladies lymphatiques, et s'intéressant à M. Chambault, m'adressa le malade, qui présentait l'état suivant : maigreur extrême, fièvre continuelle ; insomnie causée par les douleurs de la carie ; gonflement du coude, qui a acquis le volume de la tête d'un enfant ; neuf trajets fistuleux communiquant avec les os cariés d'où s'écoule un pus très abondant, et qui tache en brun les linges du pansement ; de plus, engorgement de plusieurs glandes sous-maxillaires, dont deux sont ulcérées.

Soumis à mon traitement, la fièvre cessa promptement, ainsi que les douleurs ; l'enflure du bras diminua petit à petit ; l'embonpoint revint.

M. Chambault, parfaitement guéri depuis plusieurs années, est, aujourd'hui, employé de bureau.

3ᵉ Obs. Belmont, âgé de 5 ans, demeurant rue de Charonne, n° 24, tempérament lymphatique, ayant une glande sous-maxillaire ulcérée et un ulcère à la partie inférieure du dos, ainsi qu'un autre sous le jarret gauche, éprouvait, depuis six mois des douleurs très vives dans l'articulation du pied gauche, produites par une carie avec un gonflement considérable qui bientôt amena l'ouverture de plusieurs abcès qui restèrent fistuleux.

La première phalange du pouce et le premier os du métatarse étaient dans le même état de carie que l'articulation. De plus, une ophtalmie très intense le faisait beaucoup souffrir, et la fièvre, résultant de son état, avait amené le sujet au dernier degré de marasme.

Soumise à mon traitement, l'ophtalmie se dissipa en un mois, puis fut suivie de la guérison du pied qui resta enkilosé, mais dont Belmont put très bien se servir.

Ce traitement a duré vingt-un mois.

4ᵉ Obs. Le fils de M. le comte de Recacho (ex ministre de la police en Espagne, habitant aux Batignolles, près Paris), âgé de 4 ans et demi, d'un tempérament lymphatique, était malade depuis trois ans d'un engorgement des glandes du cou et d'une carie des vertèbres dorsales, avec gibbosité, paralysie des membres inférieurs et fièvre continuelle. Cet enfant avait été traité par les premiers médecins d'Espagne et de France, sans avoir éprouvé le moindre soulagement.

Lorsqu'il fut confié à mes soins, il était dans un état de marasme effrayant, et la faiblesse était si grande, qu'il ne pouvait pas même se tenir assis; il fallait qu'il fût continuellement couché.

Mon traitement, en seize mois de son emploi, amena la guérison : D'abord, le mouvement était revenu dans les jambes; le petit malade avoit pu se tenir assis, puis se lever et marcher avec des béquilles, ensuite sans aucune aide; et enfin, cet enfant, au terme de sa guérison, montait tout seul sur les tables, les fauteuils, courait dans le jardin, et avait acquis une force et une agilité surprenantes pour son état.

Depuis le commencement de mon traitement, la gibbosité n'avait point fait de progrès, et s'était consolidée sans avoir augmenté la difformité.

Malheureusement, quatre mois après la guérison bien constatée de cet enfant, il est mort d'une gastro-entérite, qu'il avait contractée en s'exposant à la pluie dans le jardin, et contre laquelle les efforts de l'art ont été inutiles, le malade n'ayant voulu se soumettre à aucune médication.

5ᵉ Obs. — Mˡˡᵉ Leblond, âgée de 6 ans (fille de M. Leblond, receveur de l'hospice civil de Gisors), était malade depuis cinq mois, d'abord d'une carie ulcérée de l'articulation métacarpophalangienne du doigt annulaire de la main gauche, puis d'une carie des os du métatarse du pied droit.

Traitée depuis le début de la maladie, à Gisors, et n'éprouvant aucun soulagement, Mˡˡᵉ Leblond me fut amenée en consultation et soumise à mon traitement, qui, en dix mois, produisit la guérison de toutes les caries, et la cicatrisation parfaite de tous les trajets fistuleux.

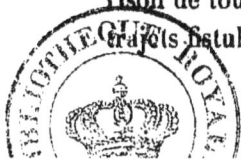

6ᵉ Obs. — Mˡˡᵉ Brosse, âgée de 16 ans, était affectée depuis six ans d'une carie ulcérée des os du métatarse du pied gauche.

La maladie avait commencé par un gonflement douloureux du pied, qu'on avait pris pour une foulure, et sur lequel on avait appliqué des sangsues et des cataplasmes de farine de graine de lin. Le mal faisait des progrès ; on administra des bains d'eau de tripes. Cinq abcès s'ouvrirent sur le pied, restèrent fistuleux, et le malade ne pouvait plus marcher qu'à l'aide de béquilles.

Mˡˡᵉ Brosse, qui habitait la campagne, voyant que tous les traitements employés n'amenaient aucun soulagement, vint à Paris, chez M. Rémond, son parent, tapissier aux Menus-Plaisirs du roi, et fut confiée à mes soins. Elle présentait un gonflement considérable du pied qui donnait une suppuration très abondante par un trajet fistuleux, communiquant aux os cariés; douleurs vives dans tout le pied ; impossibilité de le poser sur le sol : pâleur, maigreur extrême, et les règles supprimées depuis six mois.

Par l'effet de mon traitement, les règles reparurent au bout de six semaines, et suivirent leur cours ordinaire ; l'appétit et l'embonpoint revinrent ; les douleurs du pied cessèrent, la suppuration diminua, et enfin, la guérison eut lieu en six mois. Mˡˡᵉ Brosse retourna dans sa province, et s'y livra aux travaux de la campagne, comme si son pied n'eût jamais été malade. Elle s'est mariée depuis, et demeure maintenant chez M. Leys, tapissier, rue de Surène, 29, près l'église de la Madeleine.

7ᵉ Obs. Mˡˡᵉ Giboury, âgée de 3 ans, fille de M. Giboury, marchand épicier, rue Saint-Denis, n. 339, avait depuis plus d'un an une carie ulcérée des os du tarse gauche, et une exostose du métatarse du même pied.

Cet enfant était traité depuis le commencement de la maladie par le médecin de la maison, qui, à force de cataplasmes et de sangsues, avait aggravé le mal au lieu de le soulager.

Confiée à mes soins, en huit mois de traitement, la carie fut cicatrisée, l'exostose affaissée.

Quelques glandes sous-maxillaires qui étaient engorgées disparurent aussi.

8ᵉ Obs. — Le fils de M. Curot (propriétaire à Seure), avait depuis deux ans un engorgement ulcéré des glandes sous-maxil·laires gauches, et derrière l'oreille, du même côté, une glande engorgée, de la grosseur d'un œuf de pigeon.

De plus, une carie ulcérée de l'articulation huméro-cubitale gauche, deux ulcères sur la main correspondante, et sur le bras droit cinq ulcères : un au coude, deux à l'avant-bras et deux sur la main.

La jambe gauche offrait un ulcère qui prenait depuis le talon jusqu'au mollet.

La jambe droite avait une carie ulcérée de l'articulation tibio-tarsienne.

Le sommet de la tête présentait une teigne croûteuse, divisée en deux parties, de la grandeur chacune d'une pièce de 2 francs.

Cinq mois de mon traitement ont produit la guérison de ce malade.

9ᵉ Obs. — Le fils aîné de M. Renaud, fabricant de bronzes et pendules, rue Culture-Sainte-Catherine, 52, âgé de six ans, malade depuis deux ans, d'abord d'un engorgement au-dessous du mollet droit, qui se termina par un abcès, et fut suivi de trois autres, qui s'ouvrirent en descendant jusqu'au talon ; ensuite, d'une carie fistuleuse et ulcérée des os du même pied, qui offre sept trajets fistuleux et un gonflement considérable de l'articulation, puis d'une spina-ventosa du petit doigt de la main gauche, et d'une carie de la partie inférieure interne de l'humérus gauche ; en dernier lieu, d'une carie ulcérée de la partie antérieure du cubitus du bras droit.

Ce jeune homme est maintenant un très habile modeleur.

En 1841, son frère, âgé de 15 ans, fut affecté d'une exostose du tibia gauche, avec trajet fistuleux et ulcère croûteux ; douleurs dans la jambe, et difficulté de marcher ; soumis à mon traitement, il a été guéri en dix mois.

10ᵉ Obs. — M. Sauvageau, rue Vieille-du-Temple, 133, âgé de 9 ans, malade depuis l'âge de 6 ans, d'une carie fistuleuse des os du carpe de la main droite.

Jugé incurable, par le docteur Vinchou, il exerce aujourd'hui l'état de sculpteur.

11ᵉ Obs. — M. Lesueur, rue de Breda, 22, âgé de 14 ans, malade depuis douze ans, avait eu d'abord une ulcération croûteuse des narines et de la lèvre supérieure, puis plusieurs engorgements ulcérés des glandes du cou et une carie ulcérée de la partie inférieure du tibia de la jambe droite.

Ce malade avait subi tous les traitements connus contre l'affection scrofuleuse, entr'autres l'iode, administré pendant neuf mois, sans avoir obtenu la moindre amélioration dans son état, qui empirait chaque jour.

Présenté au commencement de l'année 1830 au collège Louis-le-Grand pour y être admis comme pensionnaire, il fut refusé par le docteur Husson, médecin de l'établissement, qui déclara son état à un trop haut degré de maladie pour être reçu dans aucun collège.

Ce fut à cette époque qu'on le confia à mes soins. Mon traitement, commencé le 10 février 1830, et suivi avec exactitude, amena en sept mois de temps la guérison, d'abord des ulcères du cou, puis de la carie du tibia. Cette cure a eu lieu sous les yeux du général Claparède, chez qui ce jeune homme demeurait.

M. Lesueur entra alors au collège Louis-le-Grand, où le docteur Husson, en le revoyant, et après l'avoir bien examiné, ne put s'empêcher, en signant son certificat de santé, de témoigner sa surprise de voir une cicatrisation aussi solide, opérée en si peu de temps.

12ᵉ Obs. — Mˡˡᵉ Aubert, rue des Grès, 20, ou rue Gît-le-Cœur, 9, âgée de 14 ans et demi, malade, depuis quatre ans, d'une tumeur blanche du genou gauche, avec deux trajets fistuleux, et d'un ulcère profond, occupant le dessus du pied droit et s'étendant jusqu'aux doigts.

13. Obs. M. Fraisnois à Besançon, rue Saint-Vincent, âgé de 12 ans et demi, était malade, depuis sa naissance, d'abord d'un engorgement ulcéré des glandes sous-maxillaires, puis d'une carie ulcérée de l'articulation huméro-cubitale droite, ainsi que de la partie inférieure du cubitus du même bras, et d'une autre carie ulcérée de la partie inférieure et interne de l'humérus gauche.

Ce malade, traité inutilement par les médecins de Besançon et des eaux de Bourbonne, vint à Paris, et fut placé dans la pension de M. Romtain (successeur de M. Durand, Faubourg Saint-Martin), pour y être confié à mes soins.

A cette époque il offrait : amaigrissement extrême, fièvre et toux continuelle avec expectoration de crachats indiquant la dégénérescence tuberculeuse des poumons.

Dès le premier mois de mon traitement, la fièvre cessa, l'appétit revint, puis la toux et l'expectoration diminuèrent et cessèrent entièrement les mois suivants, et la guérison fut parfaite en cinq mois de traitement.

Ce jeune homme est le neveu de M. de Ferrière, ex-chef d'escadron des cuirassiers de la garde impériale, et de M. l'abbé Villaire.

14ᵉ Obs. — Mˡˡᵉ Augier, âgée de six ans, malade depuis l'âge de deux ans, d'abord d'une carie fistuleuse des os du pouce du pied gauche, puis d'une carie du premier os du métatarse du même pied ; carie de la partie inférieure du tibia de la jambe droite ; carie ulcérée des os du carpe et du métacarpe de la main droite, ainsi que de l'articulation huméro-cubitale gauche.

De plus, ulcération des glandes sous-maxillaires, et carie fistuleuse de l'os de la pommette gauche, à la partie qui forme le bord inférieur de l'orbite.

Pendant que je traitais cette malade, elle demeurait faubourg Saint-Martin, 184 ; ayant perdu son père et sa mère en peu de temps ; elle a été adoptée par un de ses parents, et habite maintenant à Villiers-Adam.

15ᵉ Obs. — Mˡˡᵉ Watrigant, rue Fontaine-Saint-Georges, 6, âgée de 12 ans, malade depuis l'âge de 2 ans :

1° D'une carie fistuleuse de l'articulation huméro-cubitale gauche ;

2° d'une carie ulcérée du carpe et du métacarpe de la même main, et du doigt médius :

3° Carie du bord externe et inférieur de l'orbite de l'œil droit.

4° Carie de l'os de la mâchoire inférieure, qui est détruit dans presque sa totalité ,

5° Carie fistuleuse de la tête de l'humérus droit, et de l'articulation huméro-cubitale du même bras ;

6° Carie ulcérée du cubitus droit, à sa partie inférieure, ainsi que du premier os du métacarpe, et des os du doigt annulaire ;

Plusieurs cicatrices aux bras, aux cuisses et aux jambes, annoncent que la maladie a porté ses ravages partout.

Fièvre, marasme, dévoiement. Déclarée *incurable* par tous les médecins des hôpitaux auxquels elle avait été présentée, cette demoiselle a été si bien guérie, par mon traitement, qu'elle se sert de ses mains au point d'être devenue une très habile couturière en linge.

16ᵉ Obs. — M. Belval, rue de la Marre, 34, ou rue des Rigoles, 1, à Belleville, âgé de 3 ans, malade depuis un an, d'une tumeur blanche du genou droit, avec quatre fistules :

Amaigrissement considérable et fièvre continuelle.

17ᵉ Obs. — Mᶫᶫᵉ Aymable, rue Montgolfier, 14, âgée de 7 ans, malade depuis l'âge de deux ans, d'une carie fistuleuse du premier os du métacarpe de la main droite ; d'une carie ulcérée du doigt annulaire de la main gauche, et d'une carie des os du métatarse du pied gauche.

Traitée, avant moi, sans succès par l'iode.

18ᵉ Obs. — M. Julien, parent de M. Julien, directeur du bureau des nourrices, rue Saint-Denis, 350, âgé de 7 ans, malade depuis six mois d'une carie ulcérée des os du métatarse du pied gauche.

19ᵉ Obs. — M. Hébrard, rue Saint-Jacques, 241, âgé de 5

ans, malade depuis neuf mois d'une carie ulcérée des os du métacarpe de la main droite, et des doigts médius et annulaire de la
main gauche. Ulcération du nez.

20ᵉ Obs. — M. Lehoureux, âgé de 8 ans et demi, malade
depuis six mois d'une ophthalmie des deux yeux et d'un gonflement
considérable des deux genoux.

J'ai traité cet enfant à Montmartre, à la maison de santé du docteur Blanche, qui a été témoin de la guérison.

21ᵉ Obs. — Mˡˡᵉ Lefèvre, rue Maison-Neuve, 6, âgée de 5 ans,
malade depuis dix-huit mois, 1° d'une carie ulcérée du troisième
os du métacarpe de la main gauche et des os du doigt médius de la
même main ; 2° d'une carie fistuleuse du premier et dernier os du
métacarpe de la main droite ; 3° d'un spina-ventosa du doigt médius de la même main; et enfin d'une carie des vertèbres lombai-
res, qui a produit une gibbosité.

22ᵉ Obs. — M. Vernillet, rue des Cinq-Diamants, 18, âgé de
10 ans, malade depuis huit mois d'une carie ulcérée des os du métacarpe de la main droite, et de plus, d'un abcès sous le menton et
d'un autre au bras droit. Traité par le docteur Lugol.

23ᵉ Obs. — M. Robinet, Maraîcher, rue Fondarabie, au
Grand-Charonne, âgé de treize ans, malade depuis six à huit mois
d'une carie fistuleuse de la partie supérieure de l'humérus droit,
avec décollement considérable des muscles de l'épaule, et épanche-
ment de pus dans l'articulation.

Lorsque j'ai entrepris ce jeune homme il était abandonné des
médecins, et voué à une mort certaine : au dernier degré de marasme, dévoré par une fièvre continuelle, n'ayant aucun repos,
par les douleurs de son bras dont la supuration était tellement
abondante qu'à chaque pansement, renouvelé trois et quatre fois
par jour, il coulait par terre, comme d'une fontaine, au moins un
grand verre de pus.

24ᵉ Obs. — Le fils de madame la marquise d'Ussel, âgé de 9
ans et demi, malade depuis deux ans et demi d'une carie fistuleuse

de l'articulation huméro-cubitale gauche, et depuis un an, d'une carie ulcérée du premier os du métacarpe de la main droite.

Traité avant moi par le docteur Lugol.

25e Obs. Mlle Simonnot, rue des Écouffes, 16, âgée de 12 ans, était malade depuis le mois d'octobre 1832 d'une carie ulcérée des os du tarse et métatarse du pied gauche, avec fièvre, amaigrissement et douleur vive du pied gauche, qui la mettent dans l'impossibilité de pouvoir marcher, même avec des béquilles.

Cette personne est parente de M. Thomas, contrôleur de la caisse centrale du Trésor royal.

26e Obs. — M. Goldre, rue Mouffetard, 292, âgé de 7 ans et demi, malade depuis dix mois d'un engorgement croûteux du nez et de la lèvre supérieure ; puis d'un gonflement de l'os maxillaire supérieur gauche, et des os du nez de ce côté.

27e Obs. — Alfred Carré, fils de M. Carré, sous-chef au ministère des finances, âgé de 8 ans, malade depuis deux ans d'une tumeur blanche du genou, avec fistule, résultat d'une incision, et qui depuis s'est compliquée de plusieurs autres fistules ; désorganisation de la rotule, et déviation du tibia sur le fémur.

Fièvre, marasme ; douleurs dans le genou, qui ne laissent au malade de repos ni jour ni nuit ; dévoiement.

Le docteur Auvity, médecin du roi, avait déclaré cet enfant *incurable,* et voué à une mort certaine. Le docteur Montcourrier a été témoin de cette guérison.

28e Obs. — M. Bion, marchand cordonnier, carrefour de la Barre, à Chatellerault, âgé de 12 ans, malade depuis deux ans d'un gonflement douloureux des os de l'articulation tibiotarsienne droite, qui l'a mis dans l'impossibilité de pouvoir marcher.

29e Obs. — M. George, fabricant vannier, place du marché Saint-Honoré, âgé de ving-sept-ans, affecté depuis l'âge de seize ans, d'une tumeur blanche du grand trocanter gauche, qui s'est ouverte au bout de dix ans, et a laissé une fistule avec engorgement des glandes de l'aine du même côté.

En 1838, ce malade, parfaitement guéri depuis trois ans, a eu par suite de marche forcée et d'une grande fatigue, un abcès qui s'est ouvert à la même cuisse et qui offrait tous les symptômes de la première affection.

Mon traitement repris, a amené la guérison en quelques mois.

30e Obs. — Le fils de M. Petasse-Duval, horloger à Beaune, Côte-d'Or, âgé de 6 ans, malade depuis dix-huit mois d'un spina-ventosa du doigt annulaire de la main gauche et d'une exostose des os du carpe de la même main;

D'un spina-ventosa du petit doigt de la main droite, et d'une carie ulcérée des os du carpe et du métacarpe de la même main, et enfin d'une exostose du cubitus du bras droit.

Ce malade avait été déclaré incurable par le docteur Tixier, après avoir été traité par l'iode.

31e Obs. — Mlle Gigau, fille de M. Gigau, ex-officier d'infanterie, employé au ministère de la guerre, âgée de 10 ans et demi, malade depuis sept mois d'une carie fistuleuse de l'os de la pommette gauche, et d'un engorgement de la glande parotide du même.

32e Obs. — Colin, âgé de 4 ans et demi, affecté, depuis plus de deux ans, d'une carie fistuleuse des os du pouce de la main droite, et d'une carie semblable de la dernière phalange du petit doigt de la main gauche. Aujourd'hui ce jeune homme est mécanicien, et demeure rue Bellefond, 28.

33e Obs. — M. Fleurot, rue du Cimetière-Saint-Nicolas, 17, âgé de dix-huit ans, malade depuis l'âge de sept ans, d'une carie ulcérée et fistuleuse de la partie supérieure du fémur droit, avec gonflement douloureux de l'articulation iléo-fémorale de la même cuisse, et allongement du membre affecté.

Traité à l'Enfant-Jésus et à l'hôpital Saint-Louis.

34e Obs. — M. Lapaille, à Chevreuse, âgé de 16 ans, affecté depuis dix mois, d'une carie fistuleuse des os du pouce du pied droit, et d'une exostose de la tête du tibia de la même jambe. De plus, commencement de tumeur blanche du genou gauche.

35ᵉ Obs. — Le fils de M. Pion, employé au Timbre royal, âgé de 16 ans, malade depuis cinq ans, d'une carie fistuleuse des os du métatarse du pied droit, dont le gonflement est énorme, et qui rend, par ses douleurs, la marche impossible, même à l'aide de béquilles.

Traité à l'hôpital Saint-Louis par le docteur Lugol, M. Pion en sortait plus malade que jamais, quand je l'ai entrepris, et sa guérison a été parfaite.

Ces Observations, *dont les époques datent de plusieurs années,* prouvent qu'il n'y a point récidive de la maladie, quand elle a été guérie par mon traitement.

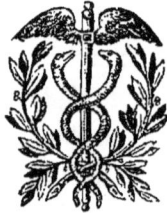

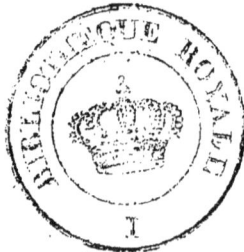

Paris, — Imprimerie de A. Appert, passage du Caire, 54.

OUVRAGES DU MÊME AUTEUR :

La Physiologie de l'Homme, mise à la portée des gens du monde, pour servir de complément à l'éducation ; un volume in-8.

La Chirurgie sans Chirurgien, indiquant les premiers secours à porter au début de toutes les maladies, et dans tous les cas d'accidents, tels que brûlures, plaies, hémorragies, fractures, etc.; un volume in-12.

Nouveau Traitement des scrofules (écrouelles ou humeurs froides), des dartres lymphatiques et du cancer au sein, par le Carbonate de Baryte ; méthode présentée et reçue à l'Académie royale de Médecine ; brochure in-8.

A. APPERT, Imprimeur,

Éditeur de la **Biographie du Clergé contemporain**,

54, Passage du Caire.

www.ingramcontent.com/pod-product-compliance
Lightning Source LLC
Chambersburg PA
CBHW050435210326
41520CB00019B/5944